AF468021

QUELQUES MOTS

SUR

LE BROIEMENT DE LA PIERRE

DANS LA VESSIE

PAR DES PROCÉDÉS MÉCANIQUES;

PAR CH. DELATTRE,

DOCTEUR EN MÉDECINE.

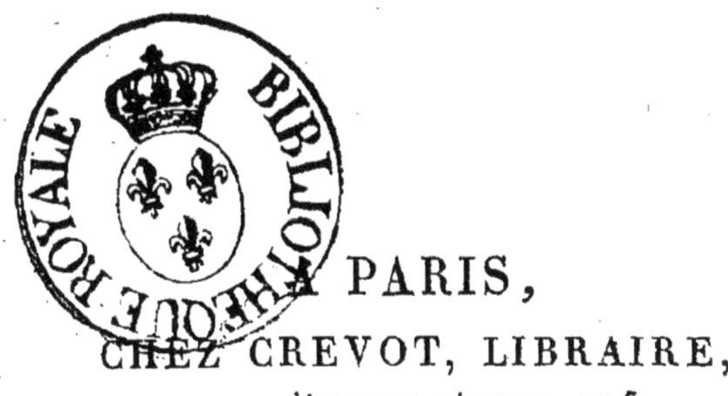

A PARIS,

CHEZ CREVOT, LIBRAIRE,

RUE DE L'ÉCOLE DE MÉDECINE, N° 3.

DE L'IMPRIMERIE DE AD. MOESSARD,

RUE DE FURSTEMBERG, N. 8.

1825.

QUELQUES MOTS

SUR

LA LITHOTRITIE.

On a reconnu, par une triste expérience, qu'une des plus grandes calamités qui affligent l'homme est l'existence d'un calcul dans la vessie. Si le malade est laissé à lui-même, chaque instant de sa vie est marqué par des angoisses ; si, fatigué de souffrir, et si son existence lui devient à charge, il se soumet à une opération meurtrière, nous savons quel est la plupart du temps le sort qui lui est réservé. Les recherches et les travaux des hommes de l'art ont été constamment dirigés vers les moyens qui peuvent ou prévenir un semblable fléau, ou nous en délivrer. Notre but n'est pas d'examiner l'utilité de ces moyens d'hygiène, ni de discuter les différentes opérations de la taille. Ces opérations, quelque perfectionnées qu'elles soient, ont toujours été l'effroi du malade et la crainte du praticien. On a cherché,, avec une louable industrie, les moyens de s'y soustraire. Celui qui semblait offrir le moins de danger était l'emploi des moyens chimiques pour opérer la dissolution du calcul. La facilité et l'absence de douleur que paraissait offrir ce procédé firent que l'attention des savants et des praticiens se dirigea pendant longtemps sur cette méthode. Jusqu'à présent on n'a obtenu

AVANT-PROPOS.

J'ai été à même de m'assurer de la vérité des faits que je rapporte dans cette Notice ; j'en crois la publication utile à l'humanité, et en même temps je rends justice à l'auteur d'une invention si honorable pour la chirurgie française. Ceux qui font des découvertes commencent presque toujours par être repoussés. Dès qu'il est constaté qu'une découverte est un bienfait, des prétentions rivales s'élèvent de tous côtés : voilà ce qui est arrivé pour la *lithotritie*. Une discussion s'est élevée relativement à la priorité d'invention ; la question nous a semblé facile à résoudre ; le lecteur en jugera.

aucun résultat satisfaisant. Il ne restait donc plus pour bannir cette terrible opération, que l'emploi d'un procédé mécanique pour broyer la pierre dans la vessie, et en obtenir l'extraction.

Ce moyen est enfin proclamé par M. Civiale ; à l'instant il s'élève un conflit de prétentions. MM. Leroy et Amussat réclament la priorité d'invention. Nous avons donc deux points à considérer.

1° Qui est l'inventeur de la Lithotritie ?

2° Quels sont les résultats que l'on doit en attendre ?

On a cherché à compliquer ces questions par celle de l'introduction des sondes droites dans la vessie; nous allons l'écarter.

Il est connu que parmi les objets retirés des fouilles d'Herculanum, on a trouvé des sondes droites.

Ceux qui n'ont même qu'une médiocre érudition médicale savent que Lieutaud a dit dans son *Précis de médecine pratique*, tome Ier, page 588, « *Il n'y a » aucun cas, si l'on en excepte la pierre engagée dans » le canal, qui puisse empêcher une sonde droite, con- » duite par une main un peu exercée* (1), *d'entrer dans la » vessie.* » Ce passage de Lieutaud se trouve textuelle-

(1) Il faut non seulement une dextérité naturelle, mais une longue habitude pour opérer ce mode de cathétérisme. M. Civiale a non seulement consacré des années à acquérir l'habileté nécessaire sur ce point, mais il s'est exercé sur lui-même. Je puis dire aussi, par ma propre expérience, que j'ai pu reconnaître les difficultés et les avantages de ce mode d'opérer.

ment rapporté dans le *Dictionnaire universel de médecine et de chirurgie*, imprimé en 1772, et dans d'autres ouvrages. En 1813, le docteur Gruithuisen, Bavarois, a également reconnu cette possibilité. Dans un journal où il présente une théorie vague, il indique un moyen de broyer la pierre par l'introduction des sondes droites. Il est vrai que personne n'a jamais essayé de se servir de son procédé, qui, s'il n'est pas impraticable, est au moins très dangereux. D'après ces faits, il doit paraître extraordinaire que l'on ait pu dire sérieusement que la possibilité d'introduire une sonde droite ne date que de nos jours, ou même que cette possibilité a été *retrouvée*. Cependant, dans un gros livre que M. Leroy vient de publier, nous lisons que M. Amussat annonça, en 1822, la *possibilité* de l'introduction de la sonde droite.

Il assure que tous les antécédents dont nous venons de parler étaient ignorés de M. Amussat ; il paraît aussi qu'il les ignorait lui-même, et de plus que les dissections de M. Amussat lui étaient inconnues. Il est rare de trouver une semblable réunion de circonstances ; mais au moins, quand on parle de la lithotritie, qu'on ne dise plus qu'elle est le fruit de modernes recherches anatomiques. Sous ce rapport, M. Civiale n'a élevé aucune espèce de prétention.

Il s'agit maintenant d'examiner les droits que chacun de ces praticiens peut avoir, sous le rapport de l'invention de l'appareil opératoire de la lithotritie, telle qu'elle existe actuellement.

Le premier en date est M. Civiale ; en 1818, il a présenté au ministre de l'intérieur un mémoire et les dessins : 1° d'un instrument à poche ; 2° de deux instruments destinés à saisir et à perforer la pierre. La connaissance qu'il avait de la possibilité de l'introduction des sondes droites l'avait conduit à l'invention de ces instruments : donc la méthode du docteur Civiale, quoique imparfaite alors, reposait essentiellement sur ces deux principes, éléments de la lithotritie, l'introduction des sondes droites, et la possibilité du broiement de la pierre.

On a prétendu, parceque M. Civiale avait présenté le dessin d'un instrument à poche, qu'il ne s'agissait que de l'emploi des moyens chimiques; nous venons de prouver le contraire. Dans un des mémoires que M. Civiale a lus à l'académie des sciences, il est convenu lui-même que si les calculs dans le laboratoire d'un chimiste peuvent être décomposés, il n'en est pas de même quand il faut agir sur la pierre renfermée dans la vessie. Il a donc renoncé à ce genre de recherches. En 1819, il fit exécuter son premier appareil lithotritique. Des essais faits sur le cadavre donnèrent des espérances qui se sont réalisées. En 1820, il fit construire de nouveau cet instrument avec des modifications importantes; par ces changements, la destruction de la pierre fut rendue plus facile et plus prompte. Depuis cette époque jusqu'au commencement de 1822, M. Civiale n'a cessé de continuer ses travaux relatifs au perfectionnement de son appareil, et de faire en même temps des expériences réitérées sur le cadavre. Ces faits sont consignés au long dans les Mémoires de M. Civiale ; et cependant M. Leroy, dans son *gros volume*, ose dire que, pendant six ans, ce praticien est resté dans l'inactivité. La nature de cette notice historique m'empêche de suivre pas à pas les modifications et perfectionnements qu'a subis l'appareil lithotritique de M. Civiale. Je passerai maintenant aux prétentions que M. Leroy (*d'Étiolles*) a élevées relativement à l'antériorité d'invention, et qu'il a consignées dans son *volume*. En 1822, quatre années après que les premiers travaux de M. Civiale furent connus d'une manière officielle, et qu'il n'y avait aucune espèce de doute sur leur nature (1), M. Leroy présenta un instrument qui était construit d'après des principes que M. Civiale avait lui-même, long-temps auparavant, reconnus comme défectueux. La presque identité de l'instrument de M. Leroy avec l'appareil que M. Civiale avait abandonné, força ce dernier d'élever une réclamation. Il est fâcheux pour M. Leroy d'être obligé de se défendre contre une accusation de plagiat qui semble peser sur lui : au moins il a trouvé

(1) On peut juger des moyens dont se sert M. Leroy pour appuyer ses prétentions; il cherche à se prévaloir du procès verbal de la séance de la Société de médecine, du 30 juillet 1818, qui constate l'envoi par M. de Chabrol du Mémoire de M. Civiale. La lettre officielle ne l'indique que comme une nouvelle opération de la taille. M. Leroy a lu ce mémoire, il sait donc qu'il n'en est rien : est-ce là de la bonne foi?

qu'il était utile de se justifier dans son *volume.* Il faut observer que les travaux de M. Civiale ne furent pas faits en secret : tout le monde pouvait en prendre connaissance, il a même perdu un de ses instruments.

A la suite d'un mémoire lu à l'académie des sciences par M. Civiale, le 14 janvier 1824, un rapport fut fait par MM. Percy et Chaussier. Ce rapport, écrit avec toute l'érudition et la sagesse qui caractérisent ces deux savants, indique clairement la solution de la question, quoiqu'ils évitent de l'aborder de front. Nous trouvons les faits suivants constatés par ce rapport. 1° L'appareil instrumental présenté en 1818 était déjà nommé lithontripteur (1) par M. Civiale. « De sorte, » ajoute le savant rapporteur, qu'on peut faire remon- » ter à quatre ou cinq ans la méthode qui nous occu- » pe. » 2° M. Percy, après avoir résumé tous les points qui se rattachent à la question lithotritique, et après avoir passé en revue le « plan vague, incohérent et pour- » tant ingénieux du docteur bavarois Gruithuisen », et après avoir dit quelques mots sur des prétentions contemporaines, dit : « *M. Civiale a dû arriver le premier* (2). »

On s'aperçoit facilement par l'ouvrage de M. Le-

(1) On peut encore juger de la bonne foi de M. Leroy, relativement à ses assertions sur le point *de départ de la méthode du docteur Civiale.*

(2) En parlant de la lithotritie, le rapporteur dit textuellement : « *Opération Civiale, procédé Civiale.* »

roy du chagrin que ce rapport lui a fait éprouver. En effet cela devait être ainsi; mais j'ai vu avec peine, j'ose le dire, avec indignation, combien ce médecin a oublié ce qu'il devait à la mémoire d'un homme cher aux sciences et à l'humanité.

Il y a, page 221 du *volume* de M. Leroy, la phrase suivante: « Je comprenais difficilement que dans un » mémoire (celui de M. Civiale) qui n'a que quatre pa» ges l'idée principale fût demeurée aussi long-temps » inaperçue: cependant M. Percy m'assurait que la » notice n'était pas sortie de ses mains: J'AI DU LE » CROIRE.... » Entre autres choses, M. Leroy se plaint d'avoir été *arrangé* dans le rapport académique; mais il me semble qu'il est encore plus mal *arrangé* dans la correspondance qu'il a la naïveté de publier. Voici un extrait d'une des lettres de M. le baron Percy, adressée à M. Leroy.

« *Je suis loin de vous en vouloir, mon cher monsieur;* » *vous n'avez fait de mal qu'à vous-même, et vous m'en* » *auriez fait à moi, que je l'aurais déjà oublié. Mais com*» *ment se terminera la lutte que vous avez provoquée, et à* » *quoi nous conduira-t-elle? Votre adversaire, pendant* » *que vous réclamez, va son train, jouit de ses succès, et* » *semble ne pas entendre le bruit que vous vous efforcez de* » *faire. Il vient de faire parapher plusieurs écrits qu'il* » *donne pour être bien authentiques, et je les crois tels.* » *On vous jugera d'après ces preuves péremptoires, et non* » *sur des paroles susceptibles d'interprétation.* »

Ceux qui ont connu le caractère honorable, les connaissances profondes et la longue expérience de M. Percy, pourront apprécier les sensations pénibles qu'il a dû éprouver en écrivant une semblable lettre. Il y aurait bien d'autres observations à faire sur le fond et la forme des observations de M. Leroy relativement au rapport dont nous venons de parler, mais ce sujet est repoussant.

J'ai donc prouvé par des faits et des dates les droits de M. Civiale à l'invention de la lithotritie, telle qu'elle existe aujourd'hui.

Je passe aux résultats obtenus par ceux qui se sont occupés, dans ces derniers temps, de cette partie de l'art de guérir. Commençons par M. Amussat (1) ; si jusqu'à présent je n'ai rien dit de lui, c'est que je n'avais que peu de chose à en dire. Ses prétentions se fondent sur quelques dissections faites avec la dextérité qui le caractérise ; mais j'ai déjà indiqué ce qui avait été fait avant lui. Je crois (et je lui demande bien pardon si je me trompe) qu'il a fait une seule opération sur le cadavre pour obtenir le broiement de la pierre à l'aide d'un instrument dit *brise-pierre*. Puisque M. Amussat en est resté là, je peux l'y laisser pour jeter un coup d'œil sur *la pratique* de M. Leroy.

Quand on se proclame l'inventeur d'un nouveau procédé opératoire qui doit marquer dans les fastes de la chirurgie, on s'attend que celui qui a fait cette

(1) On prétend que M. Amussat dit que s'il n'a rien publié avant 1823, au moins il a professé : professait-il en 1818 ?

précieuse découverte fera connaître des cas plus ou moins nombreux de son application, surtout quand il s'agit de substituer une marche nouvelle à une ancienne. Quant à la pratique de M. Leroy, ma tâche est facile maintenant, mais elle ne l'a pas été quand j'ai lu son *volume :* à la fin j'y ai déterré une observation solitaire. Voici le fait : à l'aide de son *lithoprione* ce praticien réussit à *pincer la vessie.* Tout homme de l'art apprécie un semblable résultat.

J'opposerai à ce fait unique une phrase du rapport de MM. Chaussier et Percy.

« C'est dans le cours de ces épreuves (celles de » M. Civiale) que nous avons pu remarquer que, du- » rant la térébration, la vessie est à l'abri de toute » lésion de la part de l'instrument, et nous convaincre » du peu de fondement des craintes que nous avions » conçues à cet égard dans l'opération sur le vivant. » J'ai déjà dit que le *lithoprione* était construit d'après les principes d'un instrument que M. Civiale avait rejeté comme dangereux. J'aurais désiré pouvoir entrer dans quelques détails sur les opérations pratiquées par M. Leroy ; mais dans son *volume,* outre la tentative malheureuse dont nous venons de parler, nous ne trouvons qu'une observation par laquelle M. Leroy constate qu'il n'a pu introduire une sonde droite dans la vessie. Je vais maintenant m'occuper des résultats que M. Civiale a obtenus.

J'éprouve un véritable plaisir à exposer les faits dont j'ai été témoin ; à contribuer à signaler une découverte précieuse pour l'humanité, et en même temps je veux rendre justice à son inventeur. Dans une série de mémoires lus à l'académie, M. Civiale a présenté le résumé des succès qu'il a obtenus jusqu'à ce jour. Je citerai quelques unes des observations présentées par lui, et qui contrastent singulièrement avec l'absence de toute espèce de résultat obtenu par ses rivaux, même après que la route leur avait été tracée. Il a prouvé, par trois cents applications de son appareil sur un grand nombre de malades, que son procédé opératoire n'était accompagné d'aucun danger et de peu de douleur. Depuis le mois de février de cette année, seize calculeux ont été opérés et délivrés de la pierre. Ces opérations se sont passées en présence des praticiens et des savants les plus estimables de la capitale. Nous avons vu M. *Bourla*, de Brest, arriver à pied chez M. Civiale, subir l'opération de la lithotritie, et s'en aller comme il était venu; il n'a fallu que sept séances pour le débarrasser. M. *Bullet*, capitaine retraité, outre les maux qu'il éprouvait par l'existence du calcul, souffrait diverses infirmités qui tenaient à son âge : quatre séances ont suffi; il est guéri. Quelques autres malades, que j'ai vus, étaient dans des conditions telles, qu'on se refusait à l'opération de la cystotomie; ils furent opérés par M. Civiale, et guéris. Au reste, les mémoires de ce praticien contiennent une longue liste semblable; si je n'insiste pas sur ce point, c'est que M. Civiale doit publier lui-même ces faits dans un ouvrage qu'il prépare en ce moment.

Dans cette Notice, j'ai essayé de donner l'esquisse historique et impartiale d'une question chirurgicale si importante à l'humanité ; j'ai écarté toute autre considération, hors celle de la priorité d'invention. Témoin, comme je l'ai été, de la plupart des recherches de M. Civiale, et témoin des succès qu'il a obtenus, j'ai cru pouvoir élever la voix. Ma tâche a été facile ; ceux qui veulent enlever à ce praticien le fruit de ses travaux se présentent avec des prétentions que j'ai déjà suffisamment caractérisées.

Voici donc ce que M. Civiale a fait. A la suite de recherches longues et pénibles, il a créé un appareil opératoire qui écartera, presque toujours, la nécéssité de la cystotomie : c'est en dire assez.

FIN.

BIBLIOTHÈQUE ROYALE
I

www.ingramcontent.com/pod-product-compliance
Ingram Content Group UK Ltd.
Pitfield, Milton Keynes, MK11 3LW, UK
UKHW020553230726
13925UKWH00006B/2586

9 782019 243975